Comment il faut se Défendre

DE

L'INFLUENZA

Guérir promptement et éviter ses Complications

PAR

LE DOCTEUR BILLINKIN

PRIX : 1 FRANC

ÉPERNAY

IMPRIMERIE DU " COURRIER DU NORD-EST "

HENRI VILLERS, Directeur

1900

Comment
il faut
se défendre
de l'Influenza

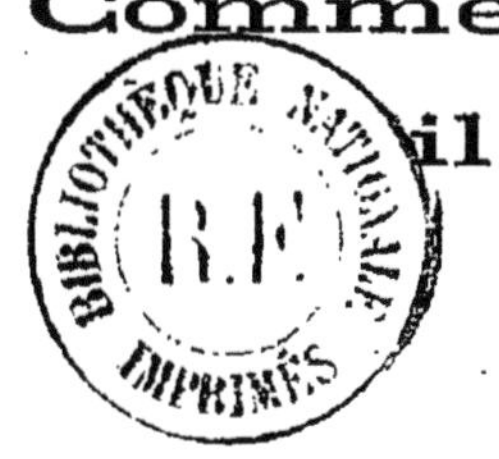

Comment il faut se Défendre

DE

L'INFLUENZA

Guérir promptement et éviter ses Complications

PAR

LE DOCTEUR BILLINKIN

PRIX : 1 FRANC

ÉPERNAY

IMPRIMERIE DU " COURRIER DU NORD-EST "
Henri VILLERS, Directeur

—

1900

Comment il faut se défendre de l'Influenza

I

L'influenza est une maladie épidémique, occasionnée par un microbe qui a été découvert par le professeur Robert-Pfeiffer, de Berlin, en 1892. Il vit dans les sécrétions nasales et dans les crachats. Dans le champ du microscope, on l'observe en agglomérations de trente à quarante bâtonnets.

Il pénètre dans notre organisme par le nez ou par la bouche ; il ne peut se développer sans oxygène ; donc, dans notre corps, il ne peut vivre que dans les voies aériennes, depuis la muqueuse du nez jusqu'aux alvéoles pulmonaires. C'est un microbe aérophile (cela veut dire qu'il vit dans l'air). Par conséquent, sorti de notre organisme, soit par les crachats et la salive, soit d'une autre manière, il ne meurt pas, il dort seulement, et dès qu'il a occasion d'entrer dans un système respiratoire d'un individu, il reprend sa virulence et peut le rendre malade.

J'ai dit que ce microbe se trouve bien dans l'air, mais, heureusement pour nous, le soleil le tue dans l'espace de vingt-quatre heures, l'eau et la dessiccation lui sont funestes. Dans la salive, il résiste des semaines entières.

D'après le docteur Gaze, le germe de la grippe ressemble à un œuf d'oiseau, dans ce sens qu'il est couvert d'une enveloppe rappelant la coquille calcaire, et à l'intérieur on distingue un protoplasma blanchâtre, visqueux, filant, et au milieu une masse épaisse, condensée en une sorte de noyau. Ces deux derniers correspondent au blanc et au jaune d'un œuf.

Une fois entré dans notre corps, ce microbe déverse un poison liquide qu'on appelle « toxine ». C'est cette substance, c'est le produit de la sécrétion du microbe qui nous rend malade, et pas le microbe lui-même. L'influenza est donc une maladie d'empoisonnement occasionnée par la toxine du microbe Robert-Pfeiffer.

La multiplication du microbe grippal se fait par allongement et division par le milieu de la spore allongée en vingt minutes. En deux jours on pourra compter, disent les savants, près de trois cents milliards d'individus, issus d'un même père dans le corps d'un malade infecté.

Pendant longtemps on a discuté la question de la contagiosité de la grippe. Contre la contagion, on invoquait jusqu'ici la rapidité de la diffusion de la maladie. Des pays entiers en sont contaminés dans l'espace d'un ou deux jours, et évidemment les habitants ne peuvent se communiquer, dans un laps de temps aussi restreint, une maladie. A l'heure qu'il est, tout le monde est d'accord que l'influenza est une maladie contagieuse ; cela est indiscutable, on peut l'attraper d'une personne, on la donne, on la communique aux gens avec qui nous vivons et avec qui nous nous rencontrons ; mais le microbe de la grippe, aimant à se promener dans l'air, voyage par terre et par mer avec une incroyable rapidité et peut attaquer directement une personne. Le germe de la maladie étant dans l'air, il ne lui sera pas difficile d'entrer dans nos voies aériennes sans l'intermédiaire d'une autre personne. On peut aussi avoir l'influenza sans l'avoir attrapée de quelqu'un.

II

L'influenza étant une maladie d'empoisonnement, frappe l'organisme entier ; le poison déversé dans notre corps intoxique le sang, et au commencement ce sont les manifestatians générales qui apparaissent. Chaque fois qu'une maladie nous attaque, notre organisme lutte contre elle, chaque cellule de notre corps prend part dans cette lutte, chaque organe doit être prêt à la guerre. Naturellement, plus nos organes sont forts et sains, plus nous avons de chance de vaincre l'ennemi. Si nous avons un foie solide, des poumons sains, un bon estomac, tout est à espérer qu'ils sauront se défendre. Il n'en est pas ainsi lorsqu'un de nos organes est déjà malade ou faible. Cet organe est un lieu de moindre résistance *(locus minoris resistaentiae)*, et gare à lui. L'influenza, comme les autres maladies, dirige son attaque du côté de l'organe faible. Avons-nous des poumons peu solides, elle peut nous gratifier d'une pneumonie grippale. Si nos bronches sont délicates, nous pouvons avoir une bronchite grippale. Si nous sommes faibles de l'estomac, nous sommes candidats à une complication du côté de l'estomac. Lorsque l'influenza a touché un de nos organes, on dit qu'elle s'est localisée, et cette localisation peut survenir très vite au bout de quelques jours, mais cela n'arrive jamais d'emblée. Il faut donc permettre à notre organisme de se défendre de très bonne heure, de bien lutter contre le mal. Ne perdons pas de temps. Une grippe compliquée change singulièrement le pronostic. On voit encore malheureusement trop souvent une grippe peu prononcée, à forme bénigne, amener la mort par ses localisations. Quelquefois nous avons en nous un vieux ennemi, un autre germe, un microbe s'attaquant à nos poumons depuis des années, sans les atteindre. Sous l'influence de l'affaiblissement que produit la grippe, le vieil ennemi prend le dessus, il arrive à son but, depuis longtemps recherché. C'est comme cela que s'explique l'apparition de la tuberculose et d'autres maladies après la grippe. Donc, l'influenza peut nous menacer directement en se jetant sur nos organes faibles, sur le lieu de moindre résistance, et indirectement en permettant l'explosion des maladies, auxquelles nous sommes plus ou moins prédisposés. Parmi les complications et les conséquences de la grippe, la première place occupe la phtisie pulmonaire. La grippe, c'est le courtier de la tuberculose, il amène et installe définitivement la tuberculose chez ceux qui y sont sujets. Les autres organes peuvent devenir également le siège d'une maladie organique. L'anémie, l'épuisement nerveux sont souvent consécutifs à la grippe.

III

Symptômes et Formes de la Grippe

L'influenza peut revêtir trois formes, et l'on distingue la forme respiratoire, gastro-intestinale et nerveuse, selon la prédominence des manifestations d'un de ces trois systèmes ; mais, bien entendu, tous ces systèmes sont plus ou moins touchés, n'importe sous quelle forme la grippe se manifeste. La forme la plus fréquente, la plus habituelle, la plus connue de tout le monde est la forme respiratoire.

Forme respiratoire

Le début est tantôt brusque, la personne est frappée au milieu de ses occupations journalières, à un tel point qu'elle est obligée de s'aliter sur-le-champ. Le plus souvent il y a une période prodromique généralement très courte. Elle est caractérisée par des petits frissons, rarement par un frisson solennel, mal de tête, courbature, douleurs de reins, douleurs articulaires et périarticulaires, et au bout de douze à vingt-quatre heures, ces symptômes s'accentuent et les catarrhes des muqueuses entrent en scène : le rhume de cerveau fait bruyamment son apparition, les narines, légèrement gonflées, présentent à leur pourtour une coloration d'un rouge vif, elles sont le siège d'un écoulement aqueux, puis glaireux, épais et verdâtre ; les yeux larmoyants sont en même temps atteints d'une conjonctivite plus ou moins intense, le mal de gorge, une pharyngite ou une laryngite ne manque pas à se surajouter. La toux est sèche, quinteuse, coqueluchoïde. L'expectoration qui peut s'opérer au bout de douze ou vingt-quatre heures après l'apparition de la toux est limpide et visqueuse. Une dyspnée hors de proportion avec l'inflammation des muqueuses et avec les signes fournis par l'auscultation fait rarement défaut.

Du côté des voies digestives : absence d'appétit, soif vive, mauvaise bouche, langue blanc-bleuâtre très caractéristique, rouge sur les bords, le ventre est très peu ballonné, mais il y a de la douleur et des gargouillements dans la fosse iliaque droite. La constipation est la règle au début ; un peu plus tard, il peut survenir de la diarrhée et des coliques avec des envies fréquentes. Les urines sont rares et foncées. Le saignement du nez n'est pas rare. Voici tout le tableau de la grippe respiratoire. Cette forme est rarement grave au début, mais négligée elle est la plus redoutable par ses complications.

Forme gastro-intestinale

Les phénomènes gastro-intestinaux s'observent bien souvent dans la grippe. Généralement ils apparaissent à titre des troubles accessoires, mais quelquefois ils présentent une telle acuité et impriment à la grippe une allure si spéciale qu'ils commandent l'évolution clinique de la maladie. Les signes ressemblent beaucoup à ceux d'un embarras gastrique : langue blanche sur la face dorsale, rouge sur les bords, papilles saillantes, vomissements, constipation suivie de la diarrhée. Le malade éprouve dans la bouche une sensation de chaleur et de sécheresse, la déglutition est rendue difficile par l'inflammation du pharynx. Les symptômes d'intolérance gastrique sont quelquefois accompagnés de douleurs intenses sous forme de gastralgie avec irradiation dans la région dorsale et dans tout le ventre. Il existe même une variété cholérique consistant dans des vomissements abondants et une diarrhée forte qui n'est pas pourtant la cholérine, puisqu'on l'observe généralement dans la saison où cette dernière n'a jamais lieu. Dans cette forme, on observe souvent un teint jaune des conjonctives et de la peau.

La grippe gastro-intestinale se rapproche de la fièvre typhoïde par la fièvre, les phénomènes intestinaux et par les saignements du nez qui s'y ajoutent parfois, l'augmentation du foie et de la rate. Au moment de l'épidémie, la difficulté n'est pas grande pour faire le diagnostic différentiel, mais d'une manière générale, c'est un point très délicat.

Forme nerveuse

Il y a des symptômes nerveux communs presque à toutes les formes. Le mal de tête du début et les autres névralgies si fréquentes sont des phénomènes nerveux. Avant de connaître le microbe de l'influenza, Grave disait, en 1847 : « Ce miasme qui cause la grippe agit sur le système nerveux. Mais il y a des cas où les phénomènes nerveux présentent tout le tableau de la maladie. Une grande dépression et des malaises généraux au contraire, ce qui est le cas le plus commun, une excitation très prononcée se manifestent le soir et surtout la nuit, le malade se plaint constamment de ne pouvoir trouver une position convenable, il s'agite, se retourne continuellement sur son lit, un état d'angoisses l'étreint, une soif vive le dévore, et il se lève en proie à un délire violent. Un de nos malades, lorsqu'il est atteint de cette grippe, après avoir passé la moitié de de la nuit dans l'agitation au lit, finit par se lever, monter sur la table, crier et pleurer. Chez les vieillards, dont le cerveau est faible, cette forme nerveuse est terrible. J'ai observé une femme de 80 ans qui, pendant quinze heures, criait et hurlait sans pouvoir prononcer un seul mot, les yeux hagards, les membres tremblants. Si l'on n'avait pas été en pleine épidémie grippale, on aurait certainement pensé à autre chose, mais pas à l'influenza. Les névralgies, dans cette forme de la grippe, sont plus fortes que dans les autres formes. Des douleurs peuvent siéger dans tous les points du corps : principalement elles sont localisées dans les reins, puis elles changent de place, atteignent les jambes, les bras et le cou. Elles durent quelquefois trois ou quatre jours, une courbature très accentuée, puis une lassitude, une fatigue invincible s'empare du malade, le manque d'énergie et l'impossibilité de réagir sont tout à fait hors de proportion avec le caractère bénin de la grippe. Ces symptômes n'apparaissent pas seulement au début ou dans le cours de l'affection, mais persistent même alors que tous les phénomènes aigus ou fébriles sont éteints. Grâce à eux, la convalescence est plus longue que la maladie elle-même. Au moment où le malade se croit guéri, il veut reprendre ses occupations, et il constate avec étonnement combien il a été amoindri par quelques jours passés au lit. On a noté dans cette forme des troubles cérébraux, de la fausse-méningite, des phénomènes bulbaires avec syncope, vertige et dyspnée. Disons tout de suite qu'en cas de syncope, il faut coucher le malade, s'il ne l'était pas avant, et exercer des tractions rythmées sur la langue en l'activant avec la main, selon le conseil du docteur Laborde.

La fièvre est courte au début de la grippe. Sa marche n'est soumise à aucune règle déterminée. Elle oscille de 38° à 39° 1/2, atteint rarement 40° et dure de 2 à 6-8 jours, dans les cas exceptionnels 15 jours, mais sa disparition n'indique pas toujours la guérison. On voit souvent la fièvre réapparaître au bout de quelques jours au courant de la grippe et même quelquefois prendre la forme de la fièvre intermittente.

La durée de la maladie est souvent longue. La grippe est une maladie à répétition, et il arrive souvent d'observer des cas où le malade, à peine entré en convalescence, recommence de nouveau sa maladie. Ces cas sont toujours sérieux, même si l'intensité des symptômes n'est pas prononcée. Il faut surveiller les malades au moment de leur convalescence.

IV

Prophylaxie

Peut-on éviter l'influenza ? Y a-t-il quelque chose à faire pour être assuré contre elle ? Oui, la réponse est positive. Cependant, les conditions exigées ne sont pas toujours faciles à remplir.

On est garanti contre l'influenza :

1° Lorsqu'on est dans dans un état de calme, quand on n'a pas de contrariété, ni chagrin. Ceux qui ont de la satisfaction et qui mènent une vie régulière n'ont pas d'influenza, si toutefois ils veulent se soumettre aux deux paragraphes suivants. Sous le mot satisfaction, il ne faut pas comprendre les plaisirs mondains, les bals et les soirées, parce que tout cela est suivi d'épuisement et de fatigue.

2° Quand on n'est ni fatigué ni surmené. Ceux qui ont le malheur d'être surmenés au moment de l'épidémie sont toujours frappés sérieusement.

3° Lorsqu'on prend les précautions antiseptiques de la bouche et du nez, puisque le germe de la maladie entre par là. J'indique à la fin de la brochure ce qu'il y a à faire pour cela.

Si tout le monde ne peut pas remplir les deux premières conditions, la troisième est à la portée de chacun et on ne saurait trop la recommander. Si l'antiseptie de la bouche et du nez ne suffit pas toujours à elle seule pour éviter la grippe, elle diminue singulièrement son intensité.

Parlant de prophylaxie, je veux dire encore un mot. Il ne faut pas être égoïste et ne penser qu'à soi, il ne suffit pas de se garantir soi-même de l'influenza, il faut aussi éviter de la donner aux autres. Pour cela, ne crachez jamais par terre, ni dans les omnibus, ni dans les tramways, ni dans les wagons du chemin de fer, ni même dans la rue et chez vous dans votre maison, crachez dans un crachoir rempli de cendre ou de sciure de bois qui pourront être brûlés ou détruits. Cracher dans un mouchoir est un pis-aller : le mouchoir, mouillé par vos crachats, se remplit de milliers de microbes qui infectent vos mains, vos poches, vos vêtements, et vous transmettez ces microbes à votre entourage et à vos amis. Ne croyez pas qu'un simple lavage de vos mains les débarrasse de ces miasmes.

Le docteur Lobonne vante le Sp. de calaya préparé

avec le rhizôme d'une légumineuse *Aneleslea febrifuga*. Ce Sp., qui est, paraît-il, un spécifique des fièvres paludéennes, donne selon lui de bons résultats dans le traitement abortif de la grippe. Lorsqu'on prend ce Sp., l'attaque s'arrête, son évolution est moins pénible ; cependant, à vrai dire, il n'existe pas un traitement abortif classique. Par l'hygiène on peut prévenir l'attaque grippale, mais une fois que la grippe est installée, il faut la supporter. C'est comme ça qu'on m'a appris, c'est comme ça que les choses se passent.

V

Traitement

Le malheur ne serait pas trop grand si, à défaut d'un traitement abortif, il y avait un traitement curatif. Or, il n'y a aucun traitement sérieux. Tous les médicaments préconisés ont un effet douteux, et à l'Académie de médecine de Paris, dès que quelqu'un expose un traitement, on lui fait immédiatement une masse d'objections, en disant : « Mais votre traitement a tels ou tels effets nocifs ». Seulement, quand le contradicteur propose le sien, les autres ne sont pas embarrassés de lui répondre que son traitement à lui a autant d'inconvénients que celui qu'il vient de critiquer. En vérité, tous les médicaments qu'on préconise dans l'influenza, lorsqu'on est obligé de les administrer pendant longtemps, font certainement plus de mal que du bien. Pris à dose insignifiante, ils ne donnent guère de résultat. Je suis convaincu que les malheureux qui ont

eu la grippe sont affaiblis, anéantis autant par le traitement que par la maladie.

Le meilleur traitement, le plus simple, le plus sûr,
qui n'a aucun inconvénient, excepté *celui d'être trop
simple*, est le traitement hydrothérapeutique. Je ne sais
pas au juste pourquoi l'Académie de médecine de Paris
ne lui a pas fait l'honneur d'une petite discussion, quand
la question de l'emploi de l'antipyrine dans la grippe a
absorbé toute une séance, où professeurs et grands
médecins ont dit et redit, mille fois répété les choses
connues par tous les étudiants en médecine de première
année et tous les élèves pharmaciens. Mais peu importe,
qu'on veuille ou qu'on ne veuille pas, c'est un traitement qui fera fortune, car la *meilleure médecine est et sera
toujours celle qui guérit*. Or, je l'ai étudié pendant
quatre ans, en comparaison avec les traitements clas-
siques, et j'affirme qu'il est le seul rationnel, le seul
qui guérit vite et bien. En Angleterre et en Allemagne,
des milliers de médecins le pratiquent. Partout où je
l'ai appliqué, il m'a donné des résultats surprenants.
J'invite tous mes confrères à faire des essais semblables
aux miens, et ils partageront tous mon opinion. D'ailleurs, je défie n'importe qui de prouver le contraire.

Il y a à peine dix ans que le traitement balnéaire
dans la fièvre typhoïde a été accepté dans les hôpitaux
de Paris. A cette époque, on ne connaissait guère l'effet
de l'eau dans cette maladie, et cela à un tel point
qu'un de mes vénérés maîtres disait un jour à ses
élèves : « Oui, le traitement par les bains froids
donne de bons résultats, mais à condition qu'il soit
commencé le quatrième et le cinquième jour. A partir
du sixième jour, on n'a pas grand intérêt à soigner les

typhiques par les bains. » A l'heure qu'il est, il n'est guère de médecins qui n'appliquent pas le traitement balnéaire dans la fièvre typhoïde, et personne n'osera avancer les assertions de notre maître. Il faut l'appliquer n'importe à quel moment, et si, pour une cause quelconque, on ne l'a pas fait le cinquième ou le sixième jour, il faut le faire le septième, etc. Naturellement, il est préférable de l'appliquer le plus tôt possible. Cela est incontestable. Ce n'est pas ici la place d'étudier le mode d'action des bains froids dans la fièvre typhoïde. Je vais établir une seule chose. Non seulement l'eau fait du bien aux typhiques, mais c'est le seul remède réellement nécessaire dans cette maladie. Tous les autres médicaments peuvent être avantageusement (pour le malade, naturellement, et pas pour le pharmacien) supprimés. J'ai poussé mes expériences aussi loin que possible. J'ai soigné quatre cas graves de fièvre thyphoïde rien qu'avec les bains, nourritures liquides substantielles et vin, et les malades se sont mieux rétablis que ceux à qui on fourre un tas de potions, cachets et paquets. Comme les malades et leur entourage n'admettent pas qu'on puisse guérir sans avaler quelque chose, je leur ai prescrit un peu de poudre de bicarbonade de soude à dose insignifiante. Cela vient sans dire qu'on aurait pu les dispenser de cette drogue héroïque.

Dans la grippe maligne, l'hydrothérapie seule est capable de bien guérir les malades. Dans la grippe bénigne, elle guérit promptement, permet aux malades de reprendre vite leurs occupations et surtout ne laisse pas l'affaiblissement que l'on observe chez tous ceux qui ont eu l'influenza.

C'est en l'hiver 1896-97 que j'ai fait mes premiers

essais. Quinze personnes, atteintes d'une grippe très prononcée, ont été soignées par l'hydrothérapie. La guérison est survenue au bout de quatre à cinq jours quand des malades semblables sont restés au lit de deux à six semaines. En hiver 1897-98, j'ai pratiqué mon traitement dans la moitié des cas, et voilà de quelle façon : sur deux malades, le premier était soumis à l'hydrothérapie, le deuxième au traitement ordinaire. Quand j'avais dix grippés, ils étaient soignés dans l'ordre suivant :

Le 1er, le 3e, le 5e, le 7e et le 9e par l'hydrothérapie.

Le 2e, le 4e, le 6e, le 8e et le 10e par le traitement ordinaire.

Voici le résultat :

Sur **48** personnes traitées par l'eau, **48** guérisons rapides et absolues.

Sur **50** personnes soignées par le traitement pharmaceutique :

1 mort d'une pneumonie survenue au courant de grippe,

4 sont devenues tuberculeuses, dont deux sont déjà mortes à l'heure qu'il est,

3 sont sorties de la maladie tellement affaiblies qu'elles sont dans un état de cachexie, leur santé ébranlée pour toujours.

Tandis que pour la première série, la durée moyenne de la maladie était environ 5 ou 6 jours, pour la deuxième série, la durée moyenne était environ 13 ou 14 jours.

Tandis que dans la première série je n'ai observé que deux petites complications bien insignifiantes, dans la seconde série je les ai vues chez une dizaine de personnes, et dont une qui s'est terminée par la mort.

La convalescence a été en moyenne trois fois plus longue dans la deuxième série que dans la première.

En hiver 1898-99, j'ai suivi le même système, mais comme j'avais affaire à des cas très simples, il n'y avait rien à déduire. Les cas trop bénins ne peuvent pas être pris en considération.

En hiver 1899-1900, j'ai dispensé à peine une vingtaine de personnes de l'hydrothérapie. Tous mes grippés ont été soignés par l'application d'eau. Je n'ai pas eu beaucoup de difficulté pour convaincre les gens. Au contraire, j'avais peur qu'ils en abusent. J'ai affaire à des fanatiques. Enhardis par leur succès, ils croient que l'eau guérit tout et ils veulent l'employer pour chaque bagatelle.

Sur 120 cas, dont 22 avec des complications sérieuses, 120 guérisons. Les 22 cas compliqués n'ont pas été primitivement soignés par l'hydrothérapie, ce sont des personnes qui se sont négligées, car, je le répète, l'hydrothérapie appliquée le premier jour exclut toutes sortes de complications. La pneumonie dite grippale d'emblée est une des pneumonies bâtardes et, bien entendu, ne peut pas compter parmi les complications de la grippe.

Comment faut-il faire les applications hydrothérapiques dans la grippe ? Cela dépend de l'âge des malades.

A ce point de vue, je distingue trois catégories de malades :

1° Adultes de 15 à 60 ans ;

2° Vieillards de 60 et au-delà ;

3° Des jeunes sujets : enfants et adolescents.

N'importe pour qui, il y a la première règle qui ne souffre pas d'exception.

La chambre du malade ne doit pas être inférieure à 18 degrés de chaleur. Il n'est pas défendu d'aller à 20 et 21 degrés, mais pas plus loin. Ce point est capital. Je n'admets jamais que mes malades se trouvent dans une chambre à température inférieure à 18 degrés, 16 n'est pas assez, 14 absolument mauvais.

Donc le malade se trouve dans une chambre chaude.

Quand il s'agit des malades de la première câtégorie, le premier jour de l'invasion grippale, le malade reste au lit une heure, après quoi il se lève, se déshabille complètement, trempe une serviette dans de l'eau froide qui a séjourné une ou deux heures dans sa chambre, commence à se laver simplement, comme s'il voulait faire un lavage de propreté, les pieds, les jambes, les cuisses, le ventre et la poitrine, il fait cela vivement, passe la serviette sur les côtés, tâche de la faire passer sur son dos autant que l'on peut le faire soi-même et finit par les bras. Après cette lotion, il s'entortille dans une couverture de laine. S'il a beaucoup mal à la tête, quelqu'un de sa famille la lui entoure avec une bande de toile, trempée dans de l'eau, puis tordue, et la fixe avec une épingle de sûreté. Il absorbe un quart de verre d'un liquide *chaud*, soit du lait, du bouillon ou du thé faible au citron ; tous les trois quarts d'heure ou toutes les heures, il boit un quart de verre d'un liquide froid, lait, thé au rhum froid, eau de citron, vin blanc non mousseux coupé avec de l'eau, eau légèrement alcoolisée. Il répète cette opération toutes les deux heures. Après chaque lotion, il boit sa boisson chaude, change aussi sa compresse si le mal de tête persiste.

Généralement, au bout de dix-huit à vingt-huit heures, il est pris d'une transpiration abondante, il se sent beaucoup mieux, quitte sa couverture, reste au lit une ou deux heures pendant lesquelles il éprouve une sensation de bien-être qui lui indique que sa grippe est liquidée, il peut se lever, manger avec les autres membres de sa famille, faire de la musique, sa correspondance, etc. Je lui conseille de rester encore deux jours à la maison dans la bonne saison, dans la mauvaise, cinq ou six jours. Après ce laps de temps il peut sortir étant bien vêtu ; se promener au soleil est toujours bon après la grippe, si on a de la chance d'avoir du soleil. Sur 100 cas de grippe, 75 guériront comme cela. Il est bon de se purger le troisième jour avec un gramme de calomel dans un peu d'eau ou un verre et demi d'eau purgative.

J'ai dit que le malade peut faire ses lotions lui-même. Bien entendu, si une autre personne lui fait ses lotions, le résultat sera le même. Pourtant il est bon de se rendre compte, si le malade peut se faire ses lavages ou s'il n'est pas en état de les faire. Dans ce dernier cas, lorsqu'il est dans un état de prostration, il sera plus prudent, dans l'intérêt d'une guérison rapide, de s'adresser immédiatement au drap mouillé. Ce n'est pas parce que les lotions ne sont plus utiles : les lotions rendront encore un grand service, guérissant le malade plus vite que l'antipyrine, le sulfate de quinine, le bromhydrate, le chlorhydro-sulfate de quinine et la caféïne combinés. Mais cette guérison ne se fera pas avant le quatrième ou le cinquième jour. Or, quand on est sous l'influence de l'état grippale durant des journées entières, c'est mauvais, et de plus ce n'est pas nécessaire, puisque le drap mouillé fera son effet dans l'espace de vingt-quatre heures. Voici comment on pratique le drap mouillé : Un drap est trempé dans environ quatre ou cinq litres d'eau fraîche, puis tordu, et le malade s'en entortille ; il s'enveloppe par dessus avec une couverture de laine et reste couché au lit. Il n'est pas nécessaire de mettre des compresses froides sur la tête contre la céphalgie. Boire un quart de verre d'un liquide chaud immédiatement après chaque application. Des boissons froides sont encore utiles toutes les trois quarts d'heure : lait, thé au citron, grog ou limonade, vin blanc non champagnisé avec de l'eau. Changer le drap toutes les trois heures. Au bout de douze à vingt-quatre heures, le malade est pris d'une transpiration abondante, les malaises disparaissent, la fièvre tombe, il reste encore quelques heures au lit, se lève et réclame à manger. On peut lui en donner, mais pas beaucoup, car celui qui est guéri par le drap mouillé a besoin d'une diète pendant trois jours. Ce laps de temps passé, il peut manger selon ses habitudes. Un léger purgatif le quatrième ou le cinquième jour est utile.

Lorsque la toux persiste, il faut se soigner comme pour un rhume de cerveau ordinaire.

Quand on adopte cette manière de soigner la grippe, on ne lui laisse pas le loisir de se préciser, de se manifester sous une des trois formes décrites dans le chapitre III. La maladie disparaît avant qu'on ait eu le temps de lui mettre l'étiquette de « grippe respiratoire », « intestinale » ou « nerveuse ». C'est un traitement qu'on peut nommer sans exagération « Traitement abortif ».

Prenons maintenant les malades de la deuxième catégorie, — malades de 60 ans et au-delà :

Chez eux, il ne faut jamais appliquer le drap mouillé, il ne faut pas qu'ils se lavent eux-mêmes, il faut qu'une autre personne leur fasse des lotions, mais pas avec de l'eau pure, il faut employer moitié eau moitié vinaigre, les habiller chaudement après chaque lotion et les laisser à peu près habillés au lit et couverts d'un édredon. Faire cela toutes les deux heures et demie ou toutes les trois heures. Donnez-leur des boissons froides. Les vieillards ont très mauvaise bouche dans ce cas-là, une soif ardente, il n'y a que les boissons froides qui peuvent leur procurer un bien-être. Faites-les boire par gorgées, souvent, mais peu à la fois. Inutile de dire qu'il faut qu'ils se trouvent dans *une chambre chaude.*

Chez les adultes, l'amélioration est annoncée par l'abondance de sueur, chute de la fièvre et le retour prompt des forces. Chez les vieillards, ces symptômes font souvent défaut, mais il y a un signe qui ne trompe jamais : ils deviennent méchants. Avant la première lotion, ils sont doux comme les agneaux, après la sixième ou septième, ils ont des exigences sans pareil, ils commencent à ennuyer leur entourage, ne savent ce qu'ils veulent, et l'on ne sait que faire pour les contenter. C'est bon, ils vont mieux. Cesser les lotions, diète pendant cinq ou huit jours. Séjour dans une chambre chaude pendant huit jours, plutôt assis que couchés. Ne pas les laisser se promener dans les autres pièces.

Malades de la troisième catégorie, — enfants et adolescents jusqu'à 15 ans :

La grippe est beaucoup moins fréquente chez les

enfants que chez les adultes et les vieillards. Pourquoi ? On ne sait pas au juste. Je crois personnellement parce que les enfants ont un système nerveux moins excité, qu'ils n'ont pas de soucis, de contrariétés, n'ont pas de surmenage. C'est pour cela que les cas qu'on observe concernent souvent des collégiens, des élèves qui sont surmenés. C'est à titre d'exception qu'on voit la grippe chez les enfants qui ne vont pas à l'école ou qui vont à l'école primaire. En effet, je n'ai presque jamais vu l'influenza chez les enfants des ouvriers, encore assez souvent chez les enfants des bourgeois qui vont au collège, plus chez les garçons que chez les filles, parce que les garçons sont plus poussés à l'étude que les filles. Comme conclusion pratique, les professeurs de lycées devront être plus indulgents envers leurs mauvais élèves, ne pas beaucoup fatiguer les enfants au moment de l'épidémie grippale.

Chez les enfants de 5 ou 6 ans, la grippe ne s'observe guère. C'est donc chez les enfants de 6 à 15 ans qu'on a l'occasion de l'observer. Le diagnostic est très facile à faire en cas d'épidémie, quand d'autres membres de la famille sont aussi frappés par la maladie. Il est toujours bon d'appeler un médecin, parce que chez eux il y a souvent une amygdalite ou une angine grippale qui inquiète la famille.

Le traitement hydrothérapeutique reste toujours le meilleur, le plus sûr, le plus prompt, mais, chose importante à savoir et très instructive, les lotions, si salutaires chez les adultes, ne réussissent guère. Le drap mouillé fait du bien, mais il n'est pas nécessaire. Je me sers d'une chemise ordinaire (mais pas de nuit) trempée dans l'eau salée (un verre à Bordeaux de sel de cuisine pour un litre et demi d'eau). On l'applique toutes les trois heures, l'enfant est enveloppé dans une couverture de laine et reste, bien entendu, dans une chambre chaude. Les boissons froides sont proscrites chez les enfants. Je les recommande tièdes ou chaudes. Au bout de dix-huit à vingt heures, l'enfant transpire abondamment et il va mieux ; mais, remarquez-le bien, il ne faut pas cesser les applications d'un seul coup, comme nous le faisons chez les adultes : il faut les espacer. Au lieu de toutes les trois heures, on les fera toutes les quatre ou cinq. La chemise mouillée, au lieu de la laisser tout le temps, pourra être enlevée pendant deux ou trois heures ,et réappliquée pendant deux ou trois heures. On cessera complètement les applications le troisième jour, malgré que l'amélioration survient toujours au bout des six ou septième premières applications. L'enfant ne doit pas quitter le lit avant le quatrième ou le cinquième jour, il peut commencer à manger le même jour. Un léger purgatif le quatrième jour. J'indique plus loin comment il faut soigner le mal de gorge.

Ne peuvent bénéficier de ce traitement les femmes les deux premiers jours de règles. A partir du troisième jour on peut l'appliquer sans aucune appréhension.

<h1 style="text-align:center">VI</h1>

L'hydrothérapie, bien et de bonne heure appliquée (cela, je ne me lasserai pas de répéter), guérit toujours la grippe, et à vrai dire on n'a pas besoin de médicaments. Je cite quelques-uns qui peuvent être utiles lorsque la fièvre est déjà tombée et les forces sont revenues, et si quelques malaises persistent.

Je dois dire d'abord que les malades, quand ils voient l'effet bienfaisant de l'eau, ont la tendance d'exagérer et de vouloir continuer son application. Il ne faut pas le faire. Dès que l'on se sent bien, il faut cesser les applications hydrothérapeutiques. Certes, je soigne toutes les complications grippales par l'eau, mais les applications sont multiples et trop délicates pour qu'un malade puisse les diriger seul. Le malade ne doit pas se soigner plus que vingt-quatre ou trente heures. Cela suffit presque toujours. Pour se débarrasser de petits malaises, il n'est pas nécessaire de continuer les lotions et le drap mouillé. D'ailleurs, cela ne sert plus à grand chose quand on est déjà soulagé.

(A) Dans la forme respiratoire, si après la disparition de la fièvre, la toux persiste, elle sera calmée par la potion suivante :

1°	Sirop de morphine..	25 gr.
	— diacode....	} ââ 25 —
	— chloral....	}
	— codéïne....	50 —
	Eau...............	50 —

De 4 à 8 cuillerées à soupe par jour.

2° Quatre pulvérisations par jour avec :

50 gouttes de teinture d'iode.
100 grammes d'eau chaude.

3° Ventouses sèches et papier de moutarde.

4° Frictions sur la poitrine et sur le dos avec le liniment suivant :

Camphre................ 3 gr.
Essence de térébenthine.. 111 —
Savon noir.............. 30 —
Baume Nerval........... 15 —
Essence de cumin........ 1 —
Carbonate d'ammoniaque.. 1 —

(B) Grippe gastro-intestinale ; se purger avec :

1°   2 paquets de calomel. ââ 40 centigr.

A deux heûres d'intervalle chacun dans un peu d'eau ou de lait.

On peut répéter deux fois dans l'espace de trois ou quatre jours.

2° Pendant quatre ou cinq jours, en commençant du troisième, un paquet matin et soir de :

Salicylate de bismuth. ââ 30 centigr.

Pour un cachet n° 12, s'il y a de la diarrhée.

3° Surtout pas de vin qui est très mauvais dans cette forme de grippe. Boire du thé très légèrement alcoolisé, de la limonade citrique, du bouillon, du kéfire, et pas autre chose.

(C) Forme nerveuse ; quelques cachets d'antipyrine :

1°   Antipyrine.. ââ 40 centigr.

Pour un cachet n° 8, pendant trois ou quatre jours, sont permis et quelquefois utiles.

Pourtant, je n'ai jamais eu besoin d'antipyrine pour

guérir cette forme, prise au début, tout en le considérant comme très utile dans certains cas.

La forme nerveuse négligée guérit très bien par les applications hydrothérapeutique et par une alimentation substantielle qui doivent être dirigées par un médecin.

VII

Antisepsie de la bouche et de la cavité nasale

Il faut la pratiquer très sérieusement, comme moyen prophylactique et curatif. C'est loin d'être une plaisanterie. C'est un point essentiel, une des conditions indispensables pour éviter ou atténuer la grippe. Il faut donc la pratiquer avant d'avoir la grippe et en pleine maladie. Elle rendra de grands services lorsqu'on la fera en période de convalescence. Le germe de la maladie entre par la bouche et par le nez. N'est-il pas prudent de l'attaquer à son entrée dans notre corps ? D'ailleurs, les résultats obtenus par l'antisepsie de la bouche et de la cavité nasale sont très encourageants, et tous ceux qui la pratiquent au moment de l'épidémie grippale s'en trouvent très bien.

Pour la bouche, quatre gargarismes par jour avec la solution antiseptique du docteur Billinkin :

N° A pour les adultes ; n° B pour les enfants.

Ou :

Ichtyol........	1 gr.
Ether.........	5 —
Alcool........	5 —
Eau distillée..	100 —

Pour gargarismes, soit pur, soit coupé avec de l'eau bouillie, 1/3 de solution et 2/3 d'eau ; dans le dernier cas il faut répéter souvent le gargarisme : toutes les deux heures.

L'antisepsie des fosses nasales n'est pas facile à réaliser, à cause des anfractuosités innombrables qu'elles présentent. Il ne suffit pas de renifler un liquide antiseptique pour arriver à nettoyer complètement les fosses nasales. C'est une véritable douche nasale qu'il faut prendre. A cet effet, il existe un appareil peu coûteux appelé siphon de Weber. Faire tous les jours un lavage des fosses nasales avec ma solution C, un verre à liqueur pour un litre d'eau tiède. Les gens qui sont sujets à l'influenza feront bien de pratiquer cela deux fois par jour, car, je le répète, on est *sûr* de ne pas avoir de mauvaise grippe. Si ça ne tue pas toujours le germe, ça diminue beaucoup sa virulence. Ceux qui n'ont pas beaucoup peur de l'influenza ou qui n'ont pas le temps de le faire, peuvent se contenter de renifler trois fois par jour une des solutions recommandées pour la bouche.

Traitement du mal de gorge

Le mal de gorge peut persister chez les enfants après la chute de la fièvre. Il est très bien calmé par l'application d'une bande de toile, trempée dans l'eau fraîche et tordue qui fera deux fois le tour, par dessus une bande de flanelle épaisse et une petite bande de toile cirée, le tout attaché avec une épingle de sûreté. Faire cela toutes les deux heures et demie pendant quarante-huit heures, et toutes les quatre heures pendant les vingt-quatre heures suivantes.

Gargariser avec de l'eau tiède dans laquelle on mettra une cuillerée à café de chlorate de potasse pour un grand verre d'eau bouillie, toutes les trois heures.

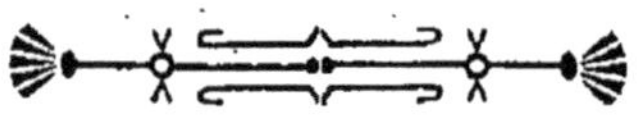

www.ingramcontent.com/pod-product-compliance
Ingram Content Group UK Ltd.
Pitfield, Milton Keynes, MK11 3LW, UK
UKHW021153140726
13695UKWH00005B/2123